DE L'EMPLOI
DU BUIS EN MÉDECINE
et de son alcaloïde *LA BUXINE*

COMME FÉBRIFUGE

PAR

LOUIS BRUEYS

DOCTEUR EN MÉDECINE

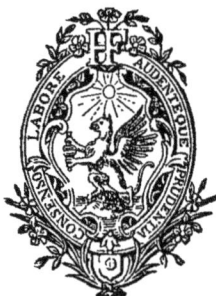

MONTPELLIER
IMPRIMERIE CENTRALE DU MIDI
(HAMELIN FRÈRES)
—
1898

DE L'EMPLOI
DU BUIS EN MÉDECINE

et de son alcaloïde LA BUXINE

COMME FÉBRIFUGE

DE L'EMPLOI
DU BUIS EN MÉDECINE

et de son alcaloïde *LA BUXINE*

COMME FÉBRIFUGE

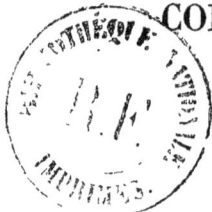

PAR

LOUIS BRUEYS

DOCTEUR EN MÉDECINE

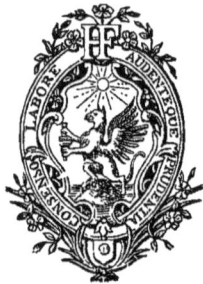

MONTPELLIER
IMPRIMERIE CENTRALE DU MIDI
(HAMELIN FRÈRES)
—
1898

A MON PÈRE — A MA MÈRE

A MA SŒUR — A MON BEAU-FRÈRE

L. BRUEYS.

A MON NEVEU — A MA NIÈCE

A MA COUSINE

MADEMOISELLE ERNESTINE GOUVERNET

L. BRUEYS.

A TOUS MES MAITRES

A MES AMIS

L. BRUEYS.

INTRODUCTION

Le buis a joui pendant quelque temps en Allemagne d'une grande réputation comme fébrifuge, mais sous un nom supposé.

Un homme possédait un secret pour la guérison des fièvres et l'on citait par centaines ses cures authentiques. Le bruit en vint jusqu'à la cour, et Joseph II acheta le secret de ce remède au prix de 1,500 florins. Son but était de le vulgariser.

En faisant de cette plante le sujet de notre thèse, nous n'avons pas l'intention de faire revivre la renommée dont elle jouissait dans les fièvres intermittentes. Notre but est d'exposer les faits qui existent, d'y ajouter ceux que nous avons observés, pensant ainsi montrer que ce remède peut être de quelque utilité lorsque la quinine, ce médicament royal des fièvres intermittentes, vient à échouer.

Une thèse a été soutenue, le 24 janvier 1859, par Bazoche devant la Faculté de médecine de Strasbourg, intitulée : *De l'emploi du buis en médecine, surtout comme fébrifuge.*

L'auteur commence par citer chronologiquement les passages trouvés dans les auteurs, fait une courte description de la plante et expose une analyse chimique complète faite par Fauré (de Bordeaux), d'après lequel le buis contient une substance alcaloïde, la buxine; il reproduit en même temps un procédé d'extraction de cette substance, plus court et plus facile d'après Thomas, pharmacien aide-major à l'hôpital militaire de Strasbourg.

Viennent ensuite les observations qu'il a recueillies, au nombre de cinq, et il termine par quelques considérations sur l'action physiologique et thérapeutique du médicament.

Quant à nous, nous avons divisé le sujet en trois chapitres:

Dans le premier, nous commençons, ainsi que l'avait fait Bazoche, par citer chronologiquement les auteurs, mais nous mentionnons en plus ceux qui depuis se sont occupés de la question.

Comme lui nous avons fait des recherches chez les anciens. « Je n'ai rien pu trouver, dit-il, dans les anciens. Pourtant je crains que mes recherches aient été mal faites, car le buis, appartenant à une famille dont presque toutes les plantes sont d'une incontestable utilité en médecine, a dû frapper de bonne heure les observateurs, par sa couleur, son odeur, sa saveur, propriétés qui ont dû lui valoir bientôt l'honneur d'être classé parmi les plantes officinales.

Or il ressortit de nos recherches dans les auteurs anciens dont nous citons les principaux, que cette plante n'était pas employée par eux.

Nous avons traité la partie botanique avec plus de détails d'après Baillon.

De l'analyse, nous avons seulement reproduit le procédé d'extraction de la buxine d'après Thomas.

Nous exposons ensuite les observations recueillies par Bazoche au nombre de cinq, les nôtres au nombre de deux, que nous faisons suivre de quelques considérations générales.

Dans le second chapitre, nous abordons la question relative à la buxine.

Bazoche avait manifesté l'intention d'expérimenter cet alcaloïde, il ne put mettre son idée à exécution.

Cazin le fit en 1864.

Nous rapportons une observation qu'il cite dans son *Traité des plantes officinales*.

En 1869, quelques médecins italiens se mirent à faire de nouvelles expériences avec cette substance, nous rapportons l'exposé de leurs observations que nous faisons suivre de quelques considérations générales.

Dans le troisième chapitre, enfin, nous traitons de l'action physiologique du buis et de son alcaloïde la buxine, et de leur action thérapeutique dans les fièvres intermittentes.

Tel est l'exposé de notre sujet.

Mais, avant d'aller plus loin, qu'il nous soit permis de remercier nos maîtres de la Faculté pour la bienveillance constante qu'ils nous ont témoignée, et en particulier M. le professeur

Gilis, pour les bons conseils qu'ils nous ont donnés dans le courant de nos études.

M. le professeur Hamelin a bien voulu accepter la présidence de notre thèse et nous a aidé de ses conseils et de ses lumières ; nous lui en exprimons toute notre gratitude.

Nous profitons de cette circonstance pour renouveler à tous nos amis l'assurance de notre sincère sympathie.

DE L'EMPLOI
DU BUIS EN MÉDECINE

et de son alcaloïde LA BUXINE

COMME FÉBRIFUGE

~~~~

CHAPITRE I

HISTORIQUE

Cette plante était connue des anciens.

Hippocrate se servait de fuseaux de bois de buis trempés dans l'huile bouillante pour cautériser. Galien devait considérer cette plante comme malsaine, car au chapitre traitant des maladies provenant des viciations de l'air, des mauvaises odeurs, etc., etc., il dit : « Cet air des jardins, qui cependant paraît convenir à l'activité des fonctions vitales, est lui aussi vicié à cause des cloaques qui le plus souvent aboutissent dans les jardins et à cause des mauvaises odeurs qui se dégagent de certains arbres, de certaines plantes frutescentes telles que le chou, le carvi, le buis.

Les Romains en faisaient grand usage dans leurs cérémonies civiles et religieuses. On le voit, chez les anciens le buis ne jouissait d'aucune faveur en médecine. D'ailleurs nous avons le témoignage d'un auteur du XVᵉ siècle, André Nathioli, que nous nous plaisons à citer :

« Bien que cette plante, dit-il, ne fût d'aucun usage en médecine, ainsi que les anciens nous l'ont transmis, il en est beaucoup cependant qui voudraient que le buis d'Italie ne fût autre chose que le gayac des Indes, etc., etc. »

Il nous faut arriver au XVᵉ siècle pour trouver quelques renseignements dans les auteurs.

D'après Joseph Preiss (*Herbarium Hortu Sanitatis*, 1507), il serait nuisible pour la santé de se livrer au sommeil auprès de cette plante, il la dit réputée comme ayant vertu de chasser le diable, elle arrêterait le cours du ventre, et serait un excellent cosmétique pour jaunir les cheveux.

De Meuve (*Dictionnaire Pharmaceutique*, 1568) assure que la décoction guérit aussi heureusement la vérole que celle du gayac; elle serait excellente contre l'épilepsie et la maladie des dents.

Bosinus Centitius, dans les *Éphémérides d'Allemagne*, prétend que la décoction de buis faite dans la lessive fait croître les cheveux, si on en bassine la tête. La femme dont il parle et qui donna lieu à cette observation eut la face mouillée de cette décoction qui lui fit pousser des poils sur tout le visage et lui fit croître les cheveux de la tête qui lui étaient tombés après une fièvre maligne.

Linné, en 1749, dans son *Histoire naturelle*, dit expressément qu'en Allemagne on se servait du buis comme fébrifuge.

Wauthers (1810) raconte un essai fait sur lui et sur son domestique. Ils burent le matin, pendant quatre jours, une infusion saturée de bois de buis, et ils observèrent quelques légers effets de diaphorèse.

Il se servait contre les rhumatismes, tantôt du buis, tantôt
du gayac, et a retiré des effets excellents de l'un comme de
l'autre. Un artisan en bois, dit-il, atteint de fièvre quarte,
prit de la décoction de bois de buis très saturée, immédiatement avant l'accès : il eut des sueurs très abondantes après
un léger frisson, et plus ensuite la fièvre ne reparut.

Voici ce que dit Biett, dans son *Dictionnaire des sciences
médicales*, 1812 :

« Si l'on en croit un voyageur anglais qui a parcouru la
Perse, le buis est un poison très actif pour les chameaux.
Malgré cela ils le recherchent avec une sorte d'avidité. Les
feuilles prises à la dose d'un gros en poudre déterminent, à ce
qu'on assure, un effet purgatif bien marqué. La râpure du
buis ou de la racine peut être donnée à la dose d'une ou deux
onces, dans deux livres d'infusion aqueuse ou vineuse, cette
dernière surtout est assez puissante. »

Enfin, dans le *Dictionnaire de matière médicale*, Mérat
et Delens (1829) rapportent le passage suivant dû à Fée
(*Cours d'Hist. Pharm.*, t. II, p. 556) :

« La teinture alcoolique de buis a joui pendant longtemps en
Allemagne de la réputation d'un excellent fébrifuge, et la
recette fut achetée d'un charlatan par Joseph II pour la somme
de 1,500 florins. Dès lors, disent-ils, suivant l'usage, elle n'a
plus guéri les fièvres intermittentes et est tombée dans l'oubli. »

Depuis, plusieurs auteurs ont essayé de réhabiliter l'usage
du buis dans les fièvres intermittentes.

M. Neydeck présente, en 1858, au Congrès des naturalistes
et médecins allemands à Carlsruhe, une courte monographie
intitulée : *Le Buis, remède le plus efficace et le moins coû-
teux contre les fièvres intermittentes*.

Nous en extrayons le passage suivant : « Jusqu'à mon
départ d'Umrich, en 1856, dit-il, j'ai guéri au moyen du buis

plus de quatre cents fébricitants, et dans aucun cas je n'ai eu à constater un effet funeste ; mais ce qu'il y avait de plus étonnant, c'est qu'une seule dose (2 gr. 50 de poudre) suffisait à la guérison des malades. Même des individus affaiblis par des accès qui duraient depuis quatre ou cinq mois n'eurent que rarement besoin de prendre une seconde dose. »

Bazoche, son neveu, essaie de donner une valeur plus scientifique à la communication faite par son oncle, et soutient, le 24 janvier 1859, une thèse devant la Faculté de médecine de Strasbourg, intitulée : « *De l'emploi du buis en médecine, surtout comme fébrifuge.* »

Plus tard, 2 janvier 1864, Cazin expérimente la buxine, alcaloïde extrait de la plante par Fauré (de Bordeaux).

Enfin, en 1869, Mazzolini donne, dans les *Annali di Medicina,* janvier-février-mars 1869, un exposé des expériences cliniques faites par lui et par des confrères avec le sulfate de buxine.

L'histoire de cette plante nous paraît intéressante.

Tout d'abord non employée en médecine, on commence par lui attribuer des vertus surnaturelles, puis on la revêt de vertus imaginaires, et enfin on cherche à en faire un emploi plus judicieux, avec des observations à l'appui.

N'y a-t-il pas là un tableau vivant de l'esprit des peuples à travers les siècles, l'imagination régnant d'abord en maîtresse, mais cédant peu à peu le pas à la raison, seule capable de nous permettre de pénétrer les secrets de la nature ?

BOTANIQUE

Le buis, d'après Baillon, est un genre de plantes dicotylédones, qui a donné son nom à la famille des Buxacées et à la série des Buxées.

Il est ainsi caractérisé : fleurs apétales monoïques ou rarement dioïques, les mâles composées d'un périanthe à quatre divisions (quelquefois trois ou cinq) décussées, égales ou inégales, en préfloraison imbriquée-alternative, de quatre étamines superposées aux divisions du périanthe, exsertes et à anthères biloculaires, introrses, déhiscentes par deux fentes longitudinales, enfin d'un corps central, tétragone et glanduleux au sommet, sur la nature duquel on n'est pas d'accord.

Dans la fleur femelle, on trouve une périanthe à quatre ou dix divisions (plus souvent six) imbriquées sur deux rangs ; un ovaire supère à trois loges biovulées, surmontées chacune d'un style stigmatifère sur sa face interne munie d'un sillon longitudinal. Ovules ascendants, anatropes, avec le micropyle en haut et en dedans. Fruit sec capsulaire, déhiscent à trois valves loculicides surmontées d'un style persistant et recourbé. Graines arillées, contenant dans leurs téguments un embryon droit ou légèrement arqué et entouré d'un albumen oléagineux.

Les buis sont des arbres, des arbrisseaux, quelquefois des plantes suffrutescentes, à feuilles opposées, entières, sessiles ou brièvement pétiolées.

On les a divisés en deux sections, d'après la nature de leur inflorescence : les Eubuxus et les Tricéra. Les premiers ont leurs fleurs disposées en épis courts, les seconds en grappes. Ces derniers sont particuliers aux Antilles ; les autres ont des représentants dans toutes les parties du globe, mais ils sont surtout abondants dans la région méditerranéenne. Ce genre comprend une vingtaine d'espèces, dont la plus connue est le buis commun (*Buscus sempervirens* L.), et celle dont nous avons à nous occuper spécialement.

Cette espèce est un arbuste ou un petit arbre glabre, à tige et racines très dures, très lourdes, à branches et à rameaux opposés. — Les feuilles sont insérées sur de jeunes rameaux tétragonaux opposés, pourvus d'un pétiole court, à limbe elliptique ou ovale, arrondi ou un peu atténué à la base, obtus, arrondi, émarginé ou légèrement échancré au sommet, très entier, penninerve, très glabre, très lisse, luisant d'un vert foncé à la face supérieure, plus pâle, plus terne, finement veiné à la face inférieure. Ce limbe se dédouble facilement en deux feuillets par suite de la raréfaction et de la destruction d'une portion du parenchyme de la feuille.

Les fleurs, qui s'épanouissent ordinairement en hiver, sont réunies au sommet de jeunes rameaux, en petits groupes globuleux, verdâtres, gros comme un pois environ.

Les étamines sont exsertes lors de l'épanouissement, leurs anthères sont jaunes.

Le corps central y est un peu plus long en haut qu'en bas, et ses quatre angles sont plus saillants. Les styles sont plus courts que l'ovaire lui-même.

Cette plante croît dans la région méditerranéenne de l'Europe, en Grèce, en Turquie, en Espagne et en Portugal ; dans l'Europe centrale, principalement sur les coteaux calcaires, et dans le nord de l'Afrique.

On connaît, dit Rogier, peu de véritables forêts de buis en France. Une des plus considérables, si on peut l'appeler ainsi, est celle de Lugny dans le Mâconnais ; après elle viennent celles du Mont Jura, du côté de Saint-Claude. Il y en a aussi dans les Pyrénées. Mais aucune n'est une forêt proprement dite, le buis s'y trouve mêlé avec beaucoup d'autres arbres.

Toutes les variétés de cette plante se multiplient par bou-tures, par marcottes, par racines ou déchirements de vieux pieds.

On propage l'espèce de graines en terre légère.

Les soins de culture à donner à cette plante sont nuls.

La récolte ne présente rien de particulier.

ANALYSE

Le Buis contient, d'après Fauré (de Bordeaux), une sub-stance alcaloïde à laquelle il donne le nom de buxine. Ce prin-cipe, rencontré dans toutes les parties de la plante à l'état de malate de buxine, est accompagné dans l'écorce par de la gomme, de la cire, de la chlorophylle, etc., etc.

Thomas, pharmacien aide-major à l'hôpital militaire de Strasbourg, cité par Bazoche, a heureusement modifié le pro-cédé d'extraction de Fauré.

On prend de l'écorce de buis grossièrement pulvérisée, et on fait bouillir pendant six heures dans de l'eau acidulée au 100me avec de l'acide sulfurique ; on passe avec expression et au filtre ; on concentre, on traite par la chaux vive et on filtre dès que l'on observe de l'alcalinité ; on lave la masse cal-caire avec de l'eau froide, on l'exprime et on la sèche. On réduit le précipité calcaire en poudre et on le traite par de l'al-cool à 40 degrés bouillant. On filtre de nouveau, on concen-tre la liqueur par distillation et on évapore à siccité au bain-marie le liquide qui est resté dans la cornue. Le produit que l'on obtient ainsi est de la buxine brute. Examinée au microscope, on remarque que la buxine brute est composée d'un mélange d'un grand nombre de cristaux et d'un corps jaune rougeâtre et amorphe.

Les cristaux sont blancs, soyeux, et affectent la forme prismatique. De plus, Thomas a constaté qu'elle possède les mêmes propriétés que lui attribue Fauré. Le corps jaune rougeâtre qui accompagne la buxine brute est une résine particulière qui, par l'action de l'acide azotique, produit une belle couleur jaune-rouge.

La précipitation de la buxine est une opération assez délicate et assez difficile. On ne parvient pas à la purifier et à la décolorer après plusieurs traitements avec du charbon animal.

Pour débarrasser la buxine brute de la matière résineuse qui l'accompagne, le même chimiste a suivi le procédé suivant: On dissout la buxine brute dans l'alcool à 40 degrés et on ajoute à la solution, par petites portions, de l'acide sulfurique pour former du sulfate de buxine.

On traite ce sulfate de buxine par de l'acide azotique qui précipite les matières résineuses. On évapore cette dernière substance, et on ajoute de la magnésie calcinée à la solution de sulfate de buxine. On recueille le précipité magnésien sur un filtre, on le lave à l'eau froide et on le traite par l'alcool à 40 degrés et bouillant.

Après avoir filtré, l'on concentre la liqueur, et l'on obtient par le refroidissement des cristaux blancs de buxine pure.

OBSERVATIONS

Bazoche fit plusieurs essais de la plante qui nous occupe, dans les fièvres intermittentes. Nous rapportons ses observations :

Observation I

La nommée S..., âgée de vingt-neuf ans, mère d'un enfant, femme d'un maître maçon demeurant à Muhlbourg, sur les bords du Land-graben (espèce de canal-égout qui charrie les immondices de Carlsruhe, capitale du grand-duché de Bade, vers le Rhin), d'une constitution assez délicate, d'un tempérament lymphatique, fut prise, dans le courant du mois d'août 1856 jusqu'au mois d'août de l'année suivante, de fréquents accès de fièvre qui pourtant n'offraient aucune régularité dans leur apparition. Ce n'est qu'en août 1857 que les accès devinrent quotidiens et durèrent de midi ou une heure jusqu'à cinq ou six heures du soir.

Malgré une administration suivie de sulfate de quinine (elle en prit pour 18 florins), la malade n'éprouva aucune amélioration ; au contraire, elle devint *jaune comme un coing*, son ventre et ses pieds enflèrent au point qu'elle ne pouvait plus agrafer sa robe ni remettre sa chaussure habituelle, ses pieds conservaient l'empreinte du doigt. Au dire de son médecin, son état était désespéré, quand un ecclésiastique qui, dans le temps, avait entendu vanter par M. Neydeck la vertu fébrifuge du médicament qui nous occupe, lui conseilla d'essayer la poudre de buis. Je remarquerai en passant que le même ecclésiastique m'a assuré avoir déjà eu antérieurement deux succès. Il lui donna à peu près la valeur d'une grande cuillerée à bouche de feuilles grossièrement pulvérisées. Elle prit la dose en deux fois : la première, au commencement du prochain accès, par conséquent entre une et deux heures : il ne survint aucune modification dans cet accès, si ce n'est que la malade fut prise de coliques et de diarrhée, phénomènes qui se passèrent vers six heures. Le lendemain, elle prit la seconde dose à six heures du matin.

Nonobstant, les accès revinrent jusqu'au quatrième jour après la première administration. La diarrhée fut tellement forte qu'elle nous dit avoir sali son lit, et ajoute qu'elle avait complètement perdu la tête et avait été fortement agitée. Le quatrième jour enfin il survint une sueur excessivement abondante, qu'on pourrait appeler critique, et depuis la malade se porte parfaitement bien ; elle prétend même n'avoir jamais été si bien portante.

Observation II

G. A., âgé de trente et un ans, journalier, habitant le rez-de-chaussée d'une maison située dans le faubourg de Carlsruhe (grand-duché de Bade), homme d'un tempérament bilieux, d'un extérieur qui annonce antérieurement une constitution vigoureuse, d'une taille au-dessus de la moyenne, célibataire, fut pris d'accès de fièvre depuis trois mois à dater du moment où je le vis pour la première fois à l'hôpital civil de Carlsrhue en compagnie de M. Schuberg, docteur en médecine et médecin traitant audit hôpital.

Antécédents. — Cet homme a servi dans l'armée française, a passé peu de temps en Crimée, d'où il fut évacué à cause d'un légère blessure au poignet gauche, et passa ensuite deux ans en Afrique dans la province de Constantine à Sétif et en expédition dans la Kabylie d'où il est revenu depuis quatre mois.

Il dit n'avoir jamais eu la fièvre en Afrique. Un mois après son retour seulement il fut pris d'accès de fièvre qui revinrent régulièrement tous les trois jours et qui durèrent de cinq heures de relevée à dix heures du soir. Il se traita lui-même et acheta à ce qu'il dit de temps en temps pour quelques pièces de monnaie du sulfate de quinine, d'ailleurs il avoue lui-même avoir suivi un traitement fort irrégulier. Après avoir eu son accès le 9, il en eut de nouveau un autre le 10, ce qui le détermina à entrer le 12 à l'hôpital.

Le 13 au matin, il fut examiné par M. Schuberg, qui constata une apyrexie complète. Le malade accuse un peu de diarrhée. Le soir à huit heures, il fut pris d'un accès qui eut l'évolution suivante : frisson peu intense, suivi immédiatement d'une sueur excessivement abondante, et ce ne fut que vers minuit que le malade, littéralement baigné de sueur, put s'endormir.

Je le vis pour la première fois le 14 à dix heures du matin, le matelas était encore mouillé.

État actuel. — Le 14, le malade paraît considérablement amaigri, les yeux sont enfoncés dans l'orbite, la teinte générale de la peau est terreuse, les muqueuses sont décolorées. La parole est traînante, tous les mouvements décèlent un peu de fatigue. La langue est belle, l'appétit conservé, pouls à 84.

A la palpation, nous trouvons la rate sensiblement hypertrophiée, elle dépasse les fausse côtes de près d'un centimètre. A la percussion, même résultat.

Le 16 à dix heures du matin, l'état général du malade est satisfaisant, il paraît moins abattu que les autres jours. La langue est belle, l'appétit bon, les excrétions normales. La peau est sèche et un peu chaude, pouls 85.

A quatre heures du soir, le malade vient de se coucher, il accuse un sentiment de froid général et quelques frissons. La peau est chaude, le pouls à 76. Le thermomètre placé dans l'aisselle monte à 38°5 centigrades. Il y en a 16° dans la chambre. A sept heures moins quelques minutes, les frissons devinrent plus intenses, et un quart d'heure après le malade accuse une forte chaleur et de la céphalalgie. La peau est chaude et sèche. Le thermomètre marque 40°, le pouls est à 90. Cet état continue jusque vers neuf heures, heure à laquelle survient une sueur abondante. Pouls 105, thermomètre 41°6 centigrades. Soif violente. A sept heures du matin, le malade est encore baigné de sueur qui a été tellement abondante qu'elle a traversé le lit et a formé une petite mare sur le plancher. Cet accès a été également constaté par MM. Schuberg et Subert, docteurs en médecine.

Le 17 à dix heures du matin, le malade est abattu, la peau est sèche et fraîche, la langue un peu blanche, le pouls à 64.

On lui prescrit quelques pilules insignifiantes pour faire prendre patience, attendu qu'il s'était plaint de ne suivre aucun traitement.

18. — Quoique faible, le malade se sent à son aise, l'appétit est bon, la langue belle, le pouls à 65.

19. — Au matin, même état qu'hier dans la journée. Après cinq heures, le malade ressent quelques légers frissons ; vers six heures, le pouls est à 78, le thermomètre marque 37°2. Je lui fais avaler devant moi 2 gr. 50 de poudre de buis, le malade l'avale aisément et lui trouve

moins d'amertume qu'à la quinine; il compare son goût à celui de l'écorce de saule. Les frissons deviennent plus fréquents jusque vers huit heures, où ils ont atteint leur plus grande intensité, le malade a des claquements de dents. Pouls, 90. Thermomètre, 41°. Vers huit heures et demie, surviennent de fortes coliques et de la diarrhée (le malade a en tout jusqu'au matin six selles liquides accompagnées de légères envies de vomir). Une heure après, on ne remarque plus ni chaleur ni sueur, la peau a une température normale, la face est un peu congestionnée. Le malade lui-même accuse un bien-être sensible, à tel point qu'il espère être débarrassé de son accès. Mais vers onze heures survient une sueur à tel point que tout le lit est encore mouillé le matin, et que, malgré la négation du malade, on est tenté de croire qu'il a uriné dans le lit. Thermomètre, 40°. Pouls, 85. Vers minuit, le malade s'endort.

20. — A huit heures du matin, le malade est levé, faible, la peau est fraîche, le pouls petit, misérable à 72. La langue belle. La rate semble diminuée de volume. Cette opinion est partagée par M. Schuberg. L'appétit est bon, on lui prescrit la demie, une côtelette et du vin.

21. — Même état.

22. — Ce n'est que vers neuf heures du soir que le malade commence à avoir la peau chaude sans avoir eu préalablement le moindre frisson. Thermomètre, 40°5 ; pouls, 95 ; pas de céphalalgie. Une légère sueur survient vers dix heures, heure à laquelle je vois le malade qui est endormi depuis un quart d'heure. Thermomètre, 37°6. Pouls, 88. Peu de soif. Cette sueur persiste toute la nuit comme autrefois, mais elle est moins abondante.

23. — Notre homme est moins abattu qu'il ne l'était après les accès précédents ; il est levé, sa peau est fraîche, le pouls plein à 80. L'appétit est parfait. On lui prescrit trois-quarts de vin. Vers six heures du soir, le malade se plaint de chaleur, qui fut bientôt suivie d'une légère sueur qui augmenta vers six heures.

La transpiration était assez forte pour que le malade fût obligé de changer deux fois de chemise.

Pendant la sueur, le pouls n'était qu'à 60, et le thermomètre ne marquait que 35°.

24. — Au matin, le malade se sent un peu faible, sa peu est fraîche, le pouls à 62, l'appétit parfait.

25. — A huit heures du soir, chaleur sèche. Pouls, 100. Thermo-

mètre, 40°6. Le malade prend 2 gr. 50 de poudre de buis. A neuf heures, la peau est encore très chaude. Pouls, 100. Thermomètre 41°. Respiration, 24 à la minute. Vers dix heures survient de la sueur qui va en augmentant jusqu'à minuit, et dès lors en diminuant jusqu'à quatre heures du matin. A minuit, pouls 60, thermomètre 38°6. Sauf quelques coliques venteuses et une selle normale le matin, le malade n'éprouve rien de particulier après l'administration du médicament.

26.— Le malade est faible, sa peau est fraîche, pouls 75, la langue est belle, l'appétit très bon. On lui prescrit les trois-quarts avec vin. Dans la nuit du 26 au 27, céphalalgie et transpiration assez abondante.

27. - Au matin, faiblesse, pouls 72, plus de céphalalgie, appétit conservé. Dans la nuit du 27 au 28, céphalalgie et transpiration également.

28. — Au matin, un léger frisson, ressenti le long de la colonne vertébrale. Ces frissons se dissipent et reviennent avec plus d'intensité vers une heure, heure à laquelle on administre une nouvelle dose de 2 gr. 50 de poudre de buis au malade qui ne ressent que quelques coliques venteuses. Vers deux heures, survient de la chaleur qui est suivie de sueur assez abondante qui dure jusqu'à dix heures du soir. A huit heures, le malade est pris de vomissements bilieux peu intenses.

Obligé de quitter Carlsruhe, je ne pouvais plus continuer l'observation par moi-même, c'est à l'obligeance de M. Schuberg que je dois ce qui suit :

Voilà ce qu'il m'écrivit :

A cause de la ténacité de cette fièvre, je résolus de faire une dernière tentative avec le buis administré sous forme de pilules contenant 1 grain chaque (16 grains = 1 gramme).

29. — Apyrexie. — Administration de 15 pilules.

30. — Matin et soir 15 pilules.

31. — 15 pilules le matin, autant le soir, avant l'heure de l'accès qui revient nonobstant. Frissons durant de deux à cinq heures, chaleur, pouls 105, therm. 37°5. Après dix heures, sommeil sans sueur. Le lendemain matin, le malade est gai et se croit guéri.

Les 1er, 2 et 3 novembre, on continue à donner 15 pilules le matin et autant le soir.

Le 3, depuis quatre à cinq heures et demie, frisson tellement intense que le malade claque des dents ; à cinq heures, pouls 63, therm. 41° ; à six heures, pouls 108, term. 43°.

Depuis neuf heures jusqu'à quatre heures du matin, sueur. On aban-
donne alors la médication par le buis pour avoir recours à la quinine
qui, administrée méthodiquement sous forme de sulfate, ne tarde pas
à amener une entière guérison. On donne en tout 3 grammes de
sulfate de quinine ; le malade eut encore un accès moins intense, mais
celui d'après manqua complètement, et depuis la guérison est complète.

Observation III

E. K., âgée de cinquante-trois ans, mère de plusieurs enfants et employée dans une tuilerie, à Eggstein, à deux lieues de Carslruhe. Ce village est entouré de prés inondés pendant une partie de l'année ; le
Rhin, qui est éloigné de cinq kilomètres, donne lieu à de fréquents
débordements. D'ailleurs le pays même, même le village, passe pour
compter beaucoup de fièvres.

Antécédents. — Cette femme doit avoir la fièvre depuis un an. Au
reste, elle n'a jamais eu de maladies sérieuses. D'abord les accès
vinrent d'un jour à l'autre, et depuis la Pentecôte tous les trois jours.
Elle a été traitée par un médecin des environs qui lui fit prendre du
sulfate de quinine. Elle dit en avoir pris en tout pour sept florins.

Etat actuel. — Le 15 octobre. — La femme qui nous occupe est
petite, d'un tempérament bilieux, d'une constitution chétive. La mi-
sère semble avoir miné sa santé autant que la fièvre. Son teint est
jaunâtre, la muqueuse buccale pâle, décolorée. Elle dit avoir perdu
son appétit depuis longtemps, mais que sa soif était augmentée, surtout les jours d'accès.

Le soir, quand elle se couche, elle dit être prise de fréquentes
envies d'aller à la garde-robe. qu'elle a habituellement un peu de
diarrhée. Son ventre est ballonné, la percussion révèle du météorisme,
aussi est-il difficile d'explorer le volume de la rate, d'autant plus que
la malade s'y prête mal. Pourtant je crois pouvoir affirmer qu'elle
est hypertrophiée.

La femme elle-même accuse une certaine pesanteur du côté gauche. Les pieds, après avoir été gonflés pendant le courant de l'été,
sont revenus à leur état normal.

Aujourd'hui, 15 octobre, jour d'accès, la femme dit avoir eu, depuis trois heures, de fréquents frissons. Au moment où nous la voyons, (cinq heures du soir), il n'y a pas de frisson, mais la malade accuse un malaise général, sentiment du froid et céphalalgie intense. Le pouls est à 90. Selon la malade, l'accès dure ordinairement jusque vers huit heures du soir, la période de chaleur est suivie d'une sueur abondante.

Je lui fais prendre devant moi 2 gr. 50 de poudre de buis. Elle l'avale sans dégoût. L'accès parcourt ses différentes périodes comme à l'ordinaire, si ce n'est que la sueur est plus abondante. La céphalalgie se dissipe, mais la malade ne peut dormir ; elle dit avoir été agitée toute la nuit et tourmentée par quelques coliques peu intenses qui furent suivies de diarrhée qui persista jusqu'au lendemain et surlendemain, mais en diminuant d'intensité. Dans la nuit, elle eut trois selles.

16. — Elle se sent faible, l'appétit est meilleur et la malade est débarrassée du ferme besoin dont nous avons parlé plus haut. Le lendemain, même état.

18. — Notre femme se porte bien toute la journée, à tel point que son mari lui rappelle avec étonnement que c'est son jour d'accès. Vers huit heures du soir seulement elle ressent quelques légers frissons. Elle avale un second paquet que je lui avais laissé. Ces frissons sont suivis de peu de sueur, les coliques sont également peu intenses, elle a trois à quatre selles.

19-20. — Elle se porte bien, son appétit est bon, les selles sont redevenues normales.

21. — Elle ne ressent encore rien à quatre heures, elle a meilleure mine, pouls plein à 75. Son ventre est moins ballonné, elle ne se plaint plus de son côté gauche. La rate est normale, on ne peut l'atteindre par la palpation. (Cette amélioration a été aussi constatée par mon ami le docteur Dambacher.) A neuf heures du soir seulement surviennent de légers frissons suivis de chaleur et de très peu de sueur. Tout l'accès ne dure qu'une heure.

24. — La malade attend en vain son accès ordinaire. Sauf un peu plus de soif, elle ne ressent absolument rien de particulier, et elle dit se porter à merveille.

18 novembre. — J'apprends par correspondance que cette femme continue à se bien porter.

Observation IV

(Hôpital militaire de Strasbourg; service de M. Netter, médecin-major)

Le nommé L. D., fusilier au 10ᵉ de ligne, couché au n° 27 de la salle 29, âgé de vingt-deux ans, d'une taille moyenne, d'un tempérament bilioso-sanguin, d'une constitution bonne, fut pris d'accès de fièvre intermittente au commencement du mois d'octobre. Il fit un séjour de quinze jours à l'hôpital et y fut traité par un éméto-cathartique au début, trois portions de sulfate de quinine à 8 décigrammes et le vin de quinquina, après quoi il quitta l'hôpital, débarrassé de sa fièvre.

Le 8 du mois de novembre, il fut pris de nouveau d'un accès qui recommença à deux heures de l'après-midi et dura jusqu'au soir, où le malade s'endormit, transpirant légèrement.

Etat actuel. — 10 novembre. — Herpès labialis, dont l'invasion remonte au 7. Langue belle, point de diarrhée, appétit conservé, peau d'une coloration normale, un peu chaude, pouls à 65.

La rate est normale, on ne peut pas l'atteindre par la palpation, la percussion ne révèle aucune hypertrophie. On prescrit la diète. Vers quatre heures du soir, frisson peu intense, durant un quart d'heure, suivi de chaleur sèche de vingt minutes environ. Le médecin de garde lui fit avaler devant lui 2 gr. 50 de poudre de buis en suspension dans du sirop de gomme. Bientôt survient une sueur abondante qui dure toute la nuit. Le malade n'a rien ressenti du côté des voies digestives, ni coliques, ni diarrhée.

Le 11 au matin, il se sent bien, la langue est normale, le pouls à 66 ; on prescrit vermicelle au gras et pommes cuites.

Le 13, l'accès se déclare à quatre heures moins un quart par quelques frissons intenses, mais de courte durée; bientôt survient une chaleur modérée suivie d'une période de sueurs abondantes qui se prolongent jusque dans la nuit.

14. — Au matin le malade se sent bien, l'appétit est bon, l'apyrexie complète. On lui prescrit le quart et deux œufs, et à prendre à onze heures 2 gr. 50 de poudre de buis.

Il ne survient ni coliques ni diarrhée ; vers minuit seulement une sueur assez abondante pour mouiller complètement une chemise.

Le lendemain le malade se sent bien, ainsi que le 16 au matin. La peau est fraîche, le pouls très lent, plein à 56, langue belle, appétit excellent, on lui prescrit la demie. Ce n'est que vers cinq heures du soir que le malade ressent quelques frissons. Aussitôt on lui administre une nouvelle dose de buis. Ces frissons furent suivis d'une légère sueur accompagnée d'un peu de céphalalgie. Tout l'accès ne dura qu'environ vingt minutes. Le malade ne ressent ni coliques ni diarrhée.

17. — Au matin il se sent parfaitement bien, pouls à 66.

18. — Même état qu'hier, l'herpès est complètement guéri.

19. — Sauf un peu de céphalalgie et un peu de soif vers cinq heures et demie du soir, la journée se passe sans la moindre manifestation morbide, la nuit est bonne, et, le 20 au matin, il dit se porter à merveille.

23. — Au matin, le malade est sortant sans que le moindre état pyrétique se soit manifesté chez lui.

Observation V

Le nommé J. S., premier conducteur au 4ᵐᵉ régiment d'artillerie, âgé de vingt-huit ans, d'une constitution robuste, d'un tempérament bilioso-sanguin, d'une taille moyenne, entre à l'hôpital militaire de Strasbourg, à la salle 13, service de M. Haspel, médecin principal, le 23 novembre 1858.

Antécédents.— Malgré un séjour de quatre ans en Afrique et de huit mois en Crimée, cet homme n'a jamais souffert de la moindre atteinte de fièvre d'accès. Revenu d'Afrique depuis 1855, il fut envoyé à Metz où il eut, il y a cinq mois, une fièvre intermittente à type tierce, qui le quitta au bout de huit jours, grâce à l'administration de sulfate de quinine. Après un mois et demi, il eut une récidive qui dura quinze jours et qui céda également au bout de quinze jours à la même médication ; enfin, le 11 novembre, il fut atteint pour la troisième fois, et entra le 22 à l'hôpital où il eut, le 23 au soir, vers six heures, un accès qui dura trois quarts d'heure à peu près.

Etat actuel. — 24 novembre. — La teinte de la peau ainsi que la calorification sont normales, pouls 65, plein, régulier, thermomètre 39°5, la langue est un peu saburrale vers sa base ; l'appétit est diminué et la soif augmentée surtout après les accès. On ne peut pas atteindre la rate par la palpation, la percussion ne révèle pas d'hypertrophie.

25.— Le malade prend en trois fois (à neuf heures, à deux heures et à cinq heures) une potion gommeuse qui tient en suspension 4 grammes de teinture alcoolique de racine de buis. Après la seconde dose, c'est-à-dire vers trois heures, se déclarent quelques coliques peu intenses suivies de diarrhée ; à cinq heures du soir, pouls à 65, chaleur de la peau normale. Jusqu'au lendemain matin, le malade va cinq fois à la selle. Du côté de la calorification il n'y a rien de particulier.

26. — On continue l'administration de la teinture, mais à dose réduite ; deux grammes seulement à prendre *ut supra*. Rien de particulier dans le courant de la journée. A cinq heures et demie, un peu de chaleur à la peau, pouls lent et régulier, 59 pulsations, thermomètre 38°. Le reste de la journée ainsi que de la nuit se passent dans une apyrexie complète.

2 décembre.— Aucun nouvel accès n'a paru ; le malade continue à rester à l'hôpital pour une légère contusion.

Observation VI

(PERSONNELLE)

E. L..., native de Vesoul (Haute-Saône), demeurant à Castillon-du-Gard, âgée de trente-sept ans, mère de deux enfants, d'une bonne constitution, n'a jamais été malade.

Le 20 août 1897, elle va aux vendanges à un mas situé dans les environs du village des Saintes-Maries (Gard).

Elle passe une quinzaine de jours dans ces contrées sans éprouver le moindre malaise, et de là se rend à un mas tout près de Bellegarde (Gard), afin de se livrer au même travail.

Vers le 9 septembre, c'est-à-dire deux ou trois jours après, elle est prise de fièvre d'accès à type quotidien. On lui administre la quinine et les accès ne se reproduisent plus ; mais, se sentant fatiguée, elle laisse ce genre de travail et rentre dans ses foyers. Une dizaine de jours s'écoulent sans qu'elle ressente la moindre fatigue. Mais alors, ayant essayé de se livrer à ses travaux habituels (elle était lessiveuse), les accès reparurent.

Nous étions alors à Castillon-du-Gard, on nous fit appeler, c'était le 19 septembre 1897 à quatre heures du soir.

La malade était couchée, se plaignant de céphalalgie, de pesanteur dans l'hypochondre gauche, des frissons intenses lui parcouraient tout le corps, ses membres étaient pris de tremblements; elle claquait des dents, etc., etc. La température était à 40°, le pouls à 95, la rate à peine sensible à la palpation. Nous lui faisons prendre devant nous 2 gr. 50 de feuilles de buis pulvérisées dans du café. La malade avale le remède sans trop de difficulté et nous dit qu'il est très amer au goût. Trois ou quatre heures après l'administration de la dose, il se produit chez notre malade quelques coliques, quelques nausées et des selles liquides très abondantes.

A neuf heures du soir, l'accès semble terminé. La malade se trouve bien. Température 37°5. Pouls 75. Mais, deux heures après, elle est baignée de sueurs qui se continuent une grande partie de la nuit, et ce n'est que sur le matin qu'elle peut prendre un peu de sommeil.

Le lendemain 20 septembre, la malade est levée, mais se sent faible.

21. — Nous passons chez la malade dans la matinée; elle est gaie et n'éprouve aucun malaise.

Vers les cinq heures du soir, un nouvel accès se manifeste. Nous sommes bientôt auprès de la malade. Pouls 80. Température 38°. Nous administrons de la même façon une autre dose de feuilles de buis pulvérisées. L'accès est de plus courte durée que le précédent, mais il y a à noter quelques coliques et quelque peu de diarrhée.

A neuf heures du soir, la malade dormait d'un sommeil profond.

Ce fut le dernier accès.

Cette femme revint bientôt à la santé, et depuis elle jouit d'une santé florissante et a repris ses occupations habituelles.

Observation VII

(PERSONNELLE)

J. L....., natif des Vans (Ardèche), âgé de soixante-sept ans, demeurant à Marguerittes depuis sept ans, exerce la profession de cultivateur. Cet homme, d'une constitution forte, a fait la campagne de

1870-71 sans être atteint d'aucune maladie et n'a cessé de jouir depuis d'une excellente santé.

28 septembre 1897. — Il part pour les vendanges accompagné de sa femme, et tous deux se rendent à un mas appartenant à la Compagnie des Salins, près d'Aigues-Mortes. Ils y travaillent vingt jours, pendant lesquels leur état de santé est excellent. De là ils vont à un autre mas du nom de Grand-Bader, appartenant à la même compagnie, et trois jours après leur arrivée, lui est atteint de fièvre d'accès. Le premier accès se manifeste le samedi 22 octobre à sept heures du matin, lequel dure jusqu'à midi ; le frisson est intense et les sueurs abondantes.

25 octobre. — Ils retournent à Marguerittes. Dix jours se passent sans traitement, le type de la fièvre était quotidien au dire du mari et de la femme, et dans la même journée il arrivait que l'accès se produisait une deuxième fois.

Le samedi 31 octobre, la femme s'aperçoit que son mari était enflé, et le jugeant plus fatigué se décide à aller trouver le docteur.

Le mardi 1er novembre, le docteur de l'endroit va voir le malade qu'il trouve dans un état de débilité extrême.

Il prescrit la quinine.

Le traitement est suivi les mardi, jeudi, vendredi et samedi, mais tous les jours un accès survenait.

On reste ensuite sans traitement jusqu'au mercredi 9 novembre. Le docteur est mandé de nouveau, et prescrit le vin de quinquina ; mais le malade, d'après son dire, était si fatigué qu'il ne pouvait le supporter ; il avait de la diarrhée et des vomissements.

Dès lors les accès, au lieu d'être quotidiens, se manifestèrent tous les deux jours.

Le 11 novembre au matin, la femme vient nous trouver, nous priant de faire quelque chose pour son mari malade. Nous lui disons de vouloir bien nous l'amener.

Le 12 novembre, nous voyons le malade.

La peau est froide, le visage de couleur terreuse, bouffi ; les muqueuses buccale et conjonctivale, décolorées, la langue saburrale. Les membres inférieurs et supérieurs étaient enflés, le ventre volumineux, la palpation et la percussion accusaient une rate très sensiblement hypertrophiée.

De plus il était dans un état de torpeur intellectuelle très manifeste, répondant difficilement aux questions qui lui étaient posées, demeurant tranquille et comme hébété, indifférent aux choses qui se passaient autour de lui. Les accès avaient lieu ordinairement vers les dix ou onze heures du matin.

Le dimanche 13 novembre dans la matinée, la femme vient nous prévenir que son mari était souffrant et que sans doute l'accès était sur le point de se produire. Nous nous rendons chez le malade. Il était pris de tremblement de tous ses membres, de claquement de dents et se recroquevillait dans ses draps, cherchant en vain une source de chaleur pour le réchauffer.

Le pouls était à 90, le thermomètre à 39°. Nous lui faisons prendre alors devant nous 2 grammes de feuilles de buis en poudre, dans du café, que le malade avala sans aucune difficulté. L'accès ne dura guère plus de trois heures, alors qu'il se prolongeait habituellement jusqu'à cinq ou six heures du soir, mais il y eut quelques vomissements, des selles liquides abondantes et quelques coliques.

Le malade avait souillé ses draps.

Le lendemain lundi, le malade se sent moins faible que d'habitude, la langue était plus belle, mais il ne se sentait pas d'appétit.

Le soir vers quatre ou cinq heures, il éprouva un peu de céphalalgie, la température était à 38°, pouls 75. Mais il y eut des sueurs abondantes.

Le mardi 15 novembre, nous passons chez le malade et nous le trouvons plus gai que jamais, il répondait plus vivement à nos questions et se montrait plus alerte, s'intéressant davantage à sa maladie et aux personnes qui l'entouraient. Vers les onze heures du matin, on vient nous prévenir qu'un autre accès allait paraître. Nous nous rendons à la maison, le malade était en proie à de violents frissons, le pouls était à 80, le thermomètre à 39°. Nous lui donnons une nouvelle dose de feuilles de buis pulvérisées, dans du café. Le malade ne fait aucune difficulté à l'avaler. L'accès fut de peu de durée. Il éprouva du vertige, des bourdonnements d'oreilles, et eut de la diarrhée accompagnée de quelques coliques. Le soir même de ce jour, il demandait à manger, se sentant de l'appétit.

Le lendemain, il commença à prendre plus de nourriture. Les accès ne revinrent plus et la bouffissure du visage, l'œdème des membres, l'hypertrophie de la rate ne tardèrent pas à disparaître. Il jouit actuel·lement d'une excellente santé, se livrant aux travaux de la campague comme auparavant.

3

CONSIDÉRATIONS GÉNÉRALES

Il ressortit de la première observation, que l'on était en présence d'une cachexie paludéenne bien confirmée, dont l'origine remontait à plus de deux ans. La fièvre avait résisté à la quinine ; elle ne résista pas à l'administration de deux doses de feuilles de buis pulvérisées, dont on donna une cuillerée à bouche en deux fois. Les accès durèrent jusqu'au quatrième jour, accompagnés de coliques et de sueurs abondantes, mais cessèrent pour ne plus reparaître, malgré la gravité du cas. C'était une fièvre à type tierce.

La deuxième observation surtout nous paraît intéressante : l'individu est atteint de fièvre quarte. A la première administration de la poudre de bois de buis, l'accès est complètement suspendu pendant quelque temps. Le second accès arrive trois heures plus tard que d'habitude et sans période de froid ; il est bien moins intense. Le lendemain, un autre accès, mais léger, se produit. La régularité de l'accès était rompu.

Il y avait lieu d'espérer la guérison ; il n'en fut rien.

Dans le troisième cas, la guérison a été rapide comme dans le premier, précédée de diarrhée et d'agitation.

On constate que les accès diminuent graduellement d'intensité à la suite de l'administration du buis.

La fièvre était du type quarte.

Dans les quatrième et cinquième observations on constata également la rapidité de la guérison de la fièvre.

Les sixième et septième observations, qui nous sont personnelles, viennent à l'appui des résultats précédents.

L'un de nos malades était en pleine cachexie paludéenne, et deux doses de feuilles de buis pulvérisées ont suffi à la guérison. Les accès sont de moindre durée, leur régularité est rompue et le malade se sent, pour ainsi dire, tous les jours revenir à la santé.

L'autre (la femme) a été guérie également après l'administration de deux doses du même remède.

L'action du buis nous paraît évidente dans chacun de ces cas ; il y a d'abord des coliques, de la diarrhée, quelquefois des vomissements, puis les accès diminuent graduellement d'intensité pour ne plus reparaître bientôt, différence essentielle avec la quinine, après l'emploi de laquelle il y a généralement récidive.

CHAPITRE II

Bazoche venait d'expérimenter le bois de buis pulvérisé dans le traitement des fièvres intermittentes et s'était proposé d'employer la buxine, sans toutefois avoir pu mettre son idée à exécution.

Cazin, frappé des succès obtenus par cet auteur, résolut d'expérimenter cet alcaloïde. Il prépara le médicament lui-même, l'administra à des animaux, se l'administra à lui-même et en étudia les effets physiologiques, dont nous parlerons ultérieurement.

A la fin de ses expériences, il ne lui restait plus que deux grammes; il les réserva pour un essai thérapeutique, qu'il eut l'occasion de faire dans le courant du mois de janvier 1864.

OBSERVATION

Le 2 janvier 1864, M. B., demeurant aux environs de Boulogne, près de la Liane, rivière à sec pendant presque tout le mois, à cause des travaux qu'on y exécute, me fait appeler pour une fille de son service, atteinte d'une affection que je ne tarde pas à reconnaître pour une fièvre d'accès de type tierce. J'ordonne les amers, et je fais prendre devant moi (3 janvier), un peu avant l'accès, qui revenait entre huit et neuf heures du matin, et durait jusqu'à quatre heures du soir, 50 centigrammes de sulfate de buxine.

L'accès se produit, parcourt ses périodes, mais la transpiration est plus abondante.

5. — Quelques légers frissons se font sentir vers dix heures du matin; il y a de la céphalalgie, du malaise; double dose; diaphorèse plus abondante; à une heure seulement un peu de bien-être, sommeil.

7. — Je fais cesser le sel; simple impression de froid suivie d'un peu de moiteur. Le lendemain, mêmes phénomènes; la régularité du type se rompait.

9. — Administration de 50 centigrammes de sulfate de buxine, aucun symptôme appréciable du côté de la peau, trois selles précédées de douleurs intestinales vives.

Depuis ce temps, l'accès n'a plus reparu.

L'exemple de Cazin fut suivi par quelques médecins italiens.

En effet, nous trouvons dans les *Annali di Medicina* (janvier février-mars 1869) un exposé des résultats cliniques obtenus avec le sulfate de buxine dans les fièvres intermittentes, sous le nom du docteur Mazzolini, dont nous reproduisons les passages suivants:

I

(Docteur Alexandre Thibaldi, de Landriano)

Nombre de malades: 59. Hommes 22. Femmes 37, âgés de quatre à soixante et onze ans.

Types de la fièvre:

Quotidien, tierce simple ou double, et quarte.

Guérisons: 46.

Chez quatre on a dû répéter la dose.

Neuf seuls eurent un résultat défavorable.

Mode d'emploi: Poudre à la dose d'un gramme, divisée en huit parties, enveloppée dans une capsule. On en faisait prendre une chaque deux heures durant l'apyrexie.

Dans quelques cas, après avoir employé la première dose de buxine on eut un accès de fièvre qui cependant ne fut suivi d'aucun autre, sans avoir recours à une autre dose de buxine; dans d'autres cas, au contraire, la fièvre a cessé pendant quelques jours pour reparaître et ne pas cesser du tout, si ce n'est moyennant la répétition de la buxine, ou le recours au sulfate de quinine.

Parmi les phénomènes les plus saillants, on a observé du pyrosis et une soif très ardente, quelquefois des bourdonnements d'oreille et du vertige, et dans quelques cas des douleurs atroces de ventre, de la diarrhée, des vomissements au point de réclamer promptement des soins appropriés.

II

(Docteur Buzzoni, de Landriano, dans la province de Padoue)

Nombre de malades : 57. Hommes 32. Femmes 25, âgés de deux mois à soixante quinze ans.

Des trente-deux hommes, chez vingt-quatre il y eut résultat favorable.

Parmi eux, quelques-uns eurent une récidive, le troisième ou quatrième jour après la prise du médicament.

Des vingt-cinq femmes, chez dix-sept, succès complet ; chez six résultat nul, et chez quelques-unes, comme ci-dessus, on vit la récidive survenir dans la troisième ou quatrième journée. Il s'ensuit que, sur cinquante-sept cas de fièvre intermittente traités avec le sulfate de buxine, quatorze seulement furent suivis d'un effet défavorable ; chez les malades qui récidivèrent, on porta le médicament à un tiers en plus et jusqu'au double de la dose ordinaire, et j'ai obtenu un effet durable sans aucun accident.

Les troubles qui sont parfois produits sont légers, pyrosis, douleur de ventre, et dans quelques cas léger vertige que nous croyons dépendre de l'estomac.

III

(Docteur Vitali, de Melegnano)

Nombre de malades soignés : 64.

Guérisons 52, insuccès 12.

Parmi lesquels figurent :

6 soignés par le docteur Tiraboschi, de Carpiano, et tous guéris.

12 soignés par le docteur Anelli, dont 9 guéris et 3 non.

6 du docteur Senna, de Melegnano, dont 5 guérirent et 1 non.

Des 64 cas énoncés ci-dessus :

21 furent quotidiens, 17 guéris, 4 non.

21 — tierces, 18 guéris, 3 non.

13 — tierces doubles, 11 guéris, 2 non.

4 — quartes, 2 guéris, 2 non.

5 — irréguliers, 4 guéris, 1 non.

IV

(Docteur Albani, de S. Colombano à Lambro)

Nombre de malades, 15, guéris, 11.

Fièvre quotidienne, 3, guéris, 2, avec une seule dose, que nous croyons être d'un gramme ; l'autre fut rebelle, on avait employé deux doses.

Fièvre quarte, 1 guéri avec une seule dose.

Fièvre tierce, 8 ; 6 guéris avec une seule dose, un avec deux doses, un autre avec deux doses fut rebelle au traitement.

Fièvre atypique, 2 ; dans l'un de ces cas, une dose suffit à la guérison, deux doses dans l'autre demeurèrent sans effet.

Fièvre intestinale gastrique, 1, guéri avec une seule dose dissoute dans une décoction de racine de colombo.

Par ces quelques cas, dit-il, j'ai eu l'occasion de me persuader que le sulfate de buxine est lent à produire ses effets, et qu'il est plus actif en solution, dans une décoction amère, qu'en pilules ; qu'on peut l'administrer dans les fièvres intermittentes légères, accompagnées d'irritation légère de l'estomac.

V

(Docteur Mazzolini)

Nombre de malades, 113. Hommes, 77. Femmes, 36.

Guérisons, 79.

Ont résisté, 34.

Fièvre quotidienne,	69	guérisons,	46	non guérisons,	23
— tierce,	24	—	17	—	7
— tierce double,	10	—	9	—	1
— quarte,	7	—	4	—	3
— quarte double,	1	—	1	—	»
— irrégulière,	2	—	2	—	»
	113		79		34

Sur 8 malades seulement on a répété une seconde fois le médicament de 1 gramme à 1 gr. 20 par dose ; 5 de ceux-ci guérirent ; des 3 autres, il y en avait un atteint de fièvre tierce et 2 de fièvre quarte.

La récidive est survenue dans peu de cas. Un malade dit avoir éprouvé des insomnies pendant une ou deux nuits. Moi aussi, dit-il, j'en ai expérimenté les effets qui, pour moi, furent entièrement semblables à ceux que me produisent le café et le thé pris le soir à une heure tardive. Chez les adultes on prescrivait 12 à 15 décigrammes à prendre en pilules pendant l'apyrexie. Chez dix-huit malades, après l'administration de la buxine, survinrent des troubles intestinaux, du pyrosis et de la pesanteur à l'estomac et au ventre, et dans quelques cas il y eut des vomissements et de la diarrhée.

Aucun cas d'accès pernicieux ne fut traité avec ce médicament.

Il a l'avantage de ne pas donner de pesanteur à la tête, rarement des bourdonnements d'oreilles, de ne pas constiper le ventre comme la quinine, il détermine au contraire ordinairement une ou deux selles, commme ferait un léger purgatif.

VI

(Docteur Cazati, d'après le *Practiener* qui l'extrait du *Wien Wochenblatt*, octobre 1869.)

Nombre de malades, 45. Hommes, 20. Femmes, 25.
Age de cinq à soixante ans.
Dans 25 cas, type tierce.
— 10 — — quotidien.
— 1 — — double tierce.
— 4 — — anormal.
Guérisons, 36 ; non, 9.

La dose totale que prirent les malades fut de 15 grains, administrés en six ou huit doses prises pendant l'apyrexie.

Chez un malade, 7 grains suffirent pour amener la guérison ; chez dix adultes, on dut répéter la dose. Dans deux cas seulement il y eut récidive.

Des 36 guérisons, vingt furent immédiates ; dans les 16 autres cas, un ou deux longs accès se manifestèrent dans la suite.

En aucun cas la médication ne produisit de fâcheux effets, une fois seulement, à la suite de la seconde dose, il y eut un peu d'abattement.

En aucun cas on ne vit de complications.

CONSIDÉRATIONS GÉNÉRALES

Si l'on fait une récapitulation de tous les cas précédents, traités avec le sulfate de buxine, on trouve :

Docteur Thibaldi,	59	Guéris	50	Insuccès	9
— Buzzoni,	57	—	43	—	14
— Vitali,	40	—	32	—	8
— Tiraboschi,	6	—	6	—	»
— Anelli,	12	—	9	—	3
— Senna,	6	—	5	—	1
— Albani,	15	—	11	—	4
— Mazzolini	113	—	79	—	34
— Cazati	45	—	36	—	9
	353		271		82

D'après ce tableau, la moyenne des cas guéris dépasserait 76 0/0, aussi ne sommes-nous pas étonné de voir ce médicament recommandé par les médecins ci-dessus nommés.

Thibaldi le recommande surtout aux médecins de campagne à cause de son bas prix.

Buzzoni dit qu'il peut prétendre à la seconde place, après la quinine, surtout dans certains cas spéciaux, quand la fièvre n'a aucune tendance à s'aggraver.

Vitali le proclame le plus puissant rival de la quinine, et sa confiance est tellement grande qu'il n'hésiterait pas à l'employer dans les cas pernicieux, si l'occasion se présentait.

Mazzolini affirme que c'est un fébrifuge de valeur qui mérite d'être employé dans tous les cas de fièvre intermittente, cependant il avoue n'en avoir point fait l'essai dans les cas graves.

Cazati assure que, dans les cas légers, il est aussi efficace que la quinine, et le recommande dans les cas où celle-ci est contre-indiquée par quelque intolérance idiosyncrasique.

Albani seul ne conseille pas ce médicament, malgré les succès qu'il a obtenus. Nous ferons remarquer que la plupart ont observé quelquefois, après l'administration du médicament, du pyrosis, une soif ardente, des bourdonnements d'oreilles, du vertige, des douleurs abdominales, de la diarrhée, des vomissements.

Les médecins français n'auraient pas obtenu d'aussi brillants résultats avec la buxine.

Voici ce qu'écrit Cazin dans l'*Union médicale*, à la date du 5 juillet 1869 : « Depuis la publication de ma première observation, l'alcaloïde de buis ou plutôt le sulfate de buxine m'a donné des résultats très remarquables, aussi c'est avec une vive satisfaction que j'ai vu sept médecins italiens le prescrire avec succès et en grand contre les fièvres palustres de divers types.

» Sous le rapport de l'action thérapeutique, mes succès ne sont peut-être pas dans des proportions aussi satisfaisantes que celles présentées par Mazzolini, ce savant observateur. Quoi qu'il en soit, la similitude, presque absolue au point de vue des effets physiologiques et thérapeutiques, entre des résultats obtenus à des distances considérables, vient augmenter la valeur de ce médicament et confirmer son utilité. »

Gubler, professeur de thérapeutique à la Faculté de médecine de Paris, se montre plus réservé sur son efficacité dans les fièvres intermittentes.

« La buxine, dit-il, ne paraît pas jouir d'une efficacité supérieure à celle d'un grand nombre d'autres substances préconisées à différentes époques en qualité de succédanés du quinquina. Dans le petit nombre de cas qu'il m'a été donné d'en faire usage, je ne l'ai vu guère qu'une fois modérer manifestement les accès fébriles. En conséquence, sans vouloir refuser à la buxine les propriétés sédatives et antipériodiques que quelques personnes lui accordent déjà, je déclare que ses propriétés ne sont pas suffisamment établies par l'observation clinique, et le peu que j'en ai vu m'autorise à penser que la buxine viendra se placer, au point de vue de son utilité contre les fièvres, à côté de la salicine et de quelques autres substances analogues.

CHAPITRE III

Il nous reste maintenant à parler de l'action physiologique du buis, de la buxine et de leur action thérapeutique. Ce sera le thème du présent chapitre.

ACTION PHYSIOLOGIQUE DU BUIS

Toutes les parties de ce végétal à l'état frais, surtout lorsqu'elles sont humectées, et principalement les feuilles, ont une odeur vireuse, désagréable, une saveur amère, nauséeuse.

Celle-ci se retrouve encore après la dessiccation. Le buis est doué de propriétés purgatives qui existent surtout dans les feuilles à l'état frais ; mais, s'il est vrai que les feuilles de buis provoquent des déjections alvines, c'est le plus souvent au prix de coliques douloureuses, c'est avec une excitation intestinale qui va jusqu'à produire le ténesme et souvent des gardes-robes sanglantes. A hautes doses, elles peuvent produire des accidents toxiques, qui rappellent les effets des irritants drastiques avec douleurs abdominales, épreintes, puis affaissement, dépression nerveuse, etc., etc.

Les auteurs ont aussi vanté son action sudorifique.

L'alcaloïde jouit-il des mêmes propriétés que la plante ?

Cazin en a fait l'expérience sur des animaux et sur lui-même.

J'ai administré, dit-il, 50 centigrammes à des lapins ; aucun effet appréciable ne s'est produit. J'ai triplé la dose, l'animal au bout de deux heures a paru étourdi, ses mouvements étaient hésitants, il me semblait fatigué ; il eut deux ou trois évacuations alvines, puis tout rentra dans l'ordre.

Même effet sur des chiens. J'ai porté la dose à 4 grammes ; il y a eu superpurgation suivie de sommeil, que j'ai attribué à la fatigue, mais la mort n'est pas arrivée. L'ouverture du corps m'a permis de constater un état inflammatoire marqué de l'estomac et surtout de l'intestin grêle et du gros intestin.

Sur un chien, il y a eu des vomissements abondants, un autre présenta une légère contracture des muscles du col.

J'ai moi-même, étant dans un état de parfaite santé (pouls, 72 pulsations) et après avoir vidé l'intestin, pris le matin à jeun 50 centigrammes de sulfate de buxine dans un peu d'eau sucrée. Légère sensation de chaleur à l'épigastre ; une demi-heure après, nausées non suivies de vomissements ; au bout de deux heures, courbature, malaise, céphalalgie peu intense, fatigue (78 pulsations), puis chaleur douce, suivie, au bout d'un quart d'heure, de moiteur générale ; avec elle, la gêne momentanée que j'avais éprouvée cessa, le pouls devint plus large, plus mou (74 pulsations). Bientôt tout effet avait disparu ; aucune douleur de ventre, pas de selles. Mon appétit était éveillé. Je pus manger comme d'habitude.

Gubler, le célèbre professeur de la Faculté de Paris, que nous avons cité ci-dessus, s'exprime ainsi :

« Les phénomènes physiologiques de la buxine sont les suivants : Ingérée dans l'estomac à dose un peu forte, par prise de 50 centigrammes par exemple, elle donne lieu assez souvent à du malaise, à des nausées, quelquefois à des vomissements, plus souvent à de la diarrhée suivie de quelques coliques. Coïncidemment il existe un peu d'inappétence. Dans un cas, j'ai observé, après l'administration du médicament, un léger mal de tête, un peu d'étourdissement et d'obnubilation de la vue, phénomènes purement réflexes en rapport avec l'action topique exercée sur les premières voies. Quant aux modifications apportées dans la circulation, il m'est difficile d'en préciser le caractère, attendu que je n'ai administré la buxine que chez des malades atteints de fièvre intermittente, et non chez des sujets en bonne santé, ce qui me permettait d'assigner à toute autre chose qu'à l'action directe du principe immédiat, la sudation secondaire et calorifique observée en pareille circonstance.

ACTION THÉRAPEUTIQUE

Quant à l'action thérapeutique nous trouvons un grand vide dans les auteurs.

Bazoche s'exprime ainsi dans sa thèse :

Si nous tentions de vouloir expliquer l'action thérapeutique du buis dans les fièvres intermittentes, nous nous arrêterions à cette thèse déjà ancienne qui a été formulée par un auteur anglais : « Il établit en principe que, dans le traitement des paroxysmes, on doit avoir pour but de mettre fin au stade présent en sollicitant celui qui a coutume de succéder. Ainsi pendant le stade de froid on favorise le stade de chaleur (Wilson Philipps, *Fièvres intermitt. et rémitt.*, traduit de l'anglais par Lettu. Paris 1819).

C'est sans doute pourquoi, dit-il, comme l'a trouvé M. Neydeck, le buis a une plus grande efficacité administré au début de l'accès.

Sa vertu sudorifique, abrégeant le stade de froid, agirait comme l'entend Wilson.

Nous ne saurions accepter cette interprétation, car s'il en était ainsi, par l'emploi des médicaments sudorifiques on devrait obtenir des résultats semblables, or il n'en est rien.

Deux modes de guérison des fièvres intermittentes sont admis aujourd'hui.

En premier lieu, dès que les germes morbides du paludisme ont réussi à s'introduire dans l'économie, l'organisme se défend et les cas de guérison spontanée ne sont pas rares.

M. Metchnickoff estime que les phagocytes dans les fièvres intermittentes sont les principaux agents de destruction des parasites du sang.

En étudiant les organes intérieurs dans deux cas mortels de fièvre malarique, dit-il, j'ai pu me convaincre d'une action bien marquée des phagocytes dans cette maladie. Ce sont surtout les macrophages de la rate et du foie qui englobent des quantités souvent surprenantes de parasites malariques, appartenant au groupe voisin des coccidies.

L'organisme livré à ses seules ressources, peut donc triompher de l'hématozoaire, et il lutte avec d'autant plus d'avantages qu'il est placé dans de meilleures conditions générales.

Mais il lui arriverait bien souvent d'avoir le dessous dans la lutte, s'il n'était aidé par quelque agent spécifique contre cette maladie.

Cet agent, on le sait, est la quinine.

On peut, dit Laveran, constater directement l'action des sels de quinine sur les parasites, en mélangeant une goutte de sang qui renferme les éléments parasitaires, avec une goutte de solution faible de sulfate de quinine ; les mouvements des grains pigmentés et des filaments mobiles disparaissent rapidement, et l'on ne voit plus que des formes cadavériques des éléments parasitaires.

Les hématozoaires, dit le même auteur, disparaissent rapidement chez les malades soumis à la médication quinique, et de tous ces faits une conclusion s'impose, c'est que la quinine guérit les fièvres intermittentes en tuant les hématozoaires.

Les éléments propres du buis, et son alcaloïde la buxine, agissent-ils en favorisant la phagocytose; ou bien ont-ils une action directe sur les hématozoaires ainsi que la quinine?

Il eût été intéressant de faire l'examen du sang de paludéens, de constater si leurs effets sur les hématozoaires étaient identiques à ceux des solutions de quinine, de constater également si, après leur ingestion, ces mêmes hématozoaires disparaissaient du sang. Toutes ces expériences, nous n'avons pu les réaliser, à notre grand regret, aussi sommes-nous incapable d'établir le mode d'action du buis et de la buxine dans les fièvres intermittentes. D'autres plus expérimentés que nous combleront cette lacune de notre travail.

Nous connaissons déjà les appréciations de Gubler sur la buxine, elles lui sont peu favorables. Pourrait-on dire de même de la poudre de bois de buis ou de feuilles de buis, nous ne le croyons pas, car, si l'on se base sur les résultats obtenus, leur emploi mérite d'être pris en considération.

De plus, nous ferons remarquer que les feuilles de buis contiennent le moins de buxine de toutes les parties de la plante et paraissent agir cependant aussi efficacement, sinon mieux, dans les fièvres intermittentes.

Ceci nous amène à penser qu'il existe dans le buis d'autres éléments que la buxine qui doivent agir par leur ensemble.

Maintenant disons un mot du mode d'emploi du buis et de son alcaloïde la buxine.

MM. Néydeck et Bazoche ont employé le bois de buis pulvérisé dans les fièvres intermittentes à la dose de 2 g. 50 immédiatement avant l'accès.

Nous-même avons employé la poudre de feuilles de buis au commencement de l'accès à la dose de 2 gr. à 2 gr. 50 dans du café.

Les médecins italiens ont administré le sulfate de buxine pendant l'apyrexie à la dose de 50 centigrammes, 1 gramme et même 1 gr. 50, soit en pilules, soit en solution dans une décoction amère.

Nous ne saurions dire si le meilleur mode d'administration de la poudre de bois de buis ou de feuille de buis consiste à la donner à dose massive, soit avant l'accès, soit au commencement de l'accès ; mais nous nous permettrons de faire la remarque suivante (reportons-nous à l'observation II) :

Bazoche est obligé de quitter Carlsruhe et confie son malade à M. Schuberg, docteur en médecine. Ce médecin, devant la ténacité de la fièvre, résolut d'administrer le buis à doses fractionnées, mais ce fut en vain. Les accès redoublent d'intensité, le pouls est fréquent (108), la température s'élève à des hauteurs inconnues (43°), semblant ainsi porter un défi à la méthode employée, et M. Schuberg est obligé de recourir à la quinine.

Étant donné les succès obtenus avec les précédentes doses, nous sommes autorisé à penser qu'on peut employer avec avantage soit la poudre de bois de buis ou de feuilles de buis, soit la buxine, lorsque la quinine, ce médicament par excellence des fièvres intermittentes, n'a pas réussi.

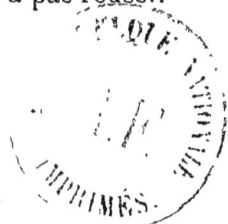

BIBLIOGRAPHIE

BAZOCHE. — Thèse soutenue le 24 janvier 1859, devant la Faculté de
médecine de Strasbourg.

CAZIN. — Traité des plantes officinales, 1864.

LAVERAN. — Traité des fièvres palustres, 1884.

DECHAMBRE. — Dictionnaire des sciences médicales.

BAILLON. — Dictionnaire de botanique.